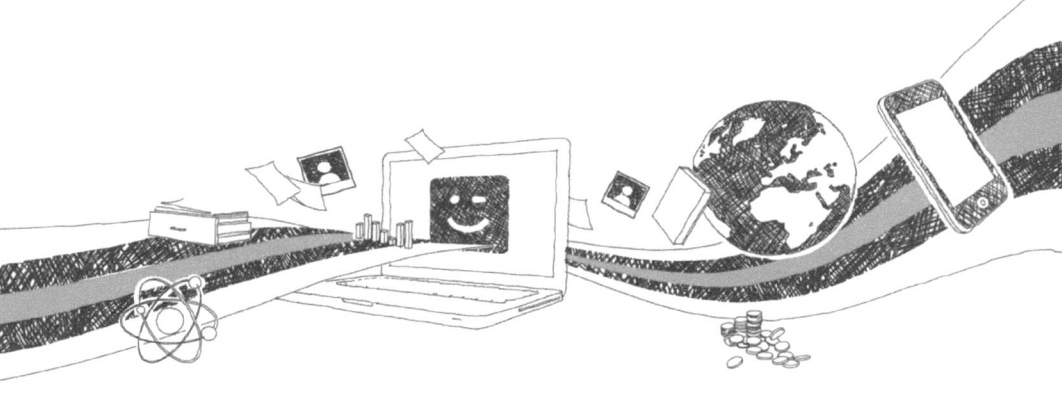

Bibliografische Information der Deutschen Nationalbibliothek:

Die Deutsche Bibliothek verzeichnet diese Publikation in der Deutschen National-
bibliografie; detaillierte bibliografische Daten sind im Internet über http://dnb.d-
nb.de/ abrufbar.

Impressum:

Copyright © 2020 GRIN Verlag
Druck und Bindung: Books on Demand GmbH, Norderstedt Germany
ISBN: 9783346165718

Dieses Buch bei GRIN:

https://www.grin.com/document/538952

Natalja Brangenberg

Einrichtungsleitung in der Altenpflege. Delegation, Zielvereinbarung und Kritikgespräche

GRIN Verlag

GRIN - Your knowledge has value

Der GRIN Verlag publiziert seit 1998 wissenschaftliche Arbeiten von Studenten, Hochschullehrern und anderen Akademikern als eBook und gedrucktes Buch. Die Verlagswebsite www.grin.com ist die ideale Plattform zur Veröffentlichung von Hausarbeiten, Abschlussarbeiten, wissenschaftlichen Aufsätzen, Dissertationen und Fachbüchern.

Besuchen Sie uns im Internet:

http://www.grin.com/

http://www.facebook.com/grincom

http://www.twitter.com/grin_com

Hausarbeit

Fachkraft für Leitungsaufgaben in Sozial-, Gesundheits- und Pflegeeinrichtungen - Fachbereich Heimleitung (Bayern)

„Ich bin in der Rolle als Führungskraft, was bedeutet dies für mich?"

Natalja Brangenberg

Erstellungsdatum: 06.12.2019

Inhaltsverzeichnis

1. Einleitung

Die vorliegende Arbeit habe ich im Rahmen meiner Weiterbildung zur Einrichtungsleitung verfasst. Die Arbeit behandelt 4 verschiedenen Themen, die jedoch etwas Gemeinsames vorweisen. Diese gehören zu den Arbeitsinstrumenten einer Führungskraft.

Im ersten Teil beschäftige ich mich mit Thema „Organisationsstruktur einer Seniorenpflegeeinrichtung". Ich erläutere die Begriffe Arbeits- und Ablauforganisation. Am Beispiel eines Organigramms aus dem Praxisbetrieb erörtere ich die Struktur und Ablaufprozesse einer Einrichtung der stationären Altenpflege. Nach einem kurzen Überblick über die Merkmale der Organisation werde ich Vorteile eines Leitbildes für das Unternehmen aufzeichnen. Jedoch nicht überall wirkt das Leitbild präsent.

Das Zweite Kapitel meiner Arbeit widme ich dem Thema Delegation. In der Altenpflege sind zwei unterschiedliche Delegationsarten vorhanden. Einerseits ist es die ärztliche Delegation, die in einem engen Bezug zu ärztlicher Verordnung steht. Andererseits ist es Führungsdelegation. Dieses Thema ist aktueller denn je. Bei dem momentanen Fachkräftemangel in der Pflege, so wie Einsatz der Zeitkräfte, ist es besonders wichtig, dass die Mitarbeiter aus eigenen Reihen rekrutiert und gefördert werden. Durch geschickte Delegation der Aufgaben an die Mitarbeiter kann das Vertrauen und gutes Arbeitsklima entstehen. Somit fördert, entwickelt und positiv beeinflusst die Einrichtungsleitung hauseigene Fachkräfte. Ich werde in diesem Kapitel die Vorteile und Nachteile der Führungsdelegation beschreiben, so wie die 5 W Methode.

Ein weiteres Instrument der Führung sind Zielvereinbarungsgespräche. Führen anhand der Ziele kann ein großer Erfolg im Unternehmen bedeuten, kann allerdings aufgrund der Rahmenbedingungen, fehlender Kompetenzen der Mitarbeiter oder nicht fachgerechte Durchführung der Gespräche zum Scheitern führen. Bei den Zielvereinbarungsgesprächen kommt oft auf den Führungsstil und Fingerspitzengefühl der Einrichtungsleitung an. Die erlernten Techniken der Gesprächsführung, fachliche und menschliche Einschätzung der Mitarbeiter, so wie das Vertrauen zwischen den Gesprächspartner spielen eine entscheide Rolle. In diesem Abschnitt meiner Arbeit gehe ich gezielt anhand eines konkreten Beispiels auf die Gesprächsfaden für ein Zielvereinbarungsgespräch ein.

Dass der Alltag in der Pflege nicht immer rund läuft, ist nicht zu leugnen. Und, wo die Menschen arbeiten, werden auch die Fehler gemacht. Als Führungskraft muss ich imstande sein ein fachgerechtes Kritikgespräch durchführen zu können. Wichtig ist dabei auf der Sachebene zu bleiben und den Mitarbeiter durch das Gespräch zum konstruktiven Ergebnis zu führen. Als Beispiel, nehme ich das Kritikgespräch mit einer Pflegemitarbeiterin über ihre Arbeitseinstellung. Ich versuche im Gespräch die Folgen Ihres Verhaltens für die Bewohnerin und das Unternehmen zu erläutern und Konsequenzen für den gesamten Arbeitsablauf deutlich aufzuzeigen.

Zum Schluss meiner Arbeit gehe ich auf meine Erfahrungen der Leitungsarbeit und Bedeutung der Weiterbildung für meine persönliche Entwicklung ein.

2. Organisation einer Seniorenpflegeeinrichtung

Eine Seniorenpflegeeinrichtung ist eine Organisation, wo Menschen zusammenwohnen und arbeiten. Jede Organisation beeinflussen auch die äußeren Faktoren, wie politische, wirtschaftliche und soziale Bedingungen. Eine von wichtigsten äußeren Faktoren ist ein politischer Faktor. Das langjährige politische „Nichtstun" im Bereich der Altenpflege führte unser Gesundheitssystem zu einem gravierenden Pflegekräftemangel. *„Der Präsident des Deutschen Pflegerats, Franz Wagner, sieht in der Alten- und Krankenpflege mittelfristig einen Bedarf für je 50 000 zusätzliche Kräfte, um die Misere in den Griff zu kriegen. Schon aktuell können über 30 000 Stellen im Bundesgebiet nicht besetzt werden."*[1] Das Ergebnis von politischem Faktor sind die Aufnahmestopps in den Pflegeheimen und gesperrten Betten in Intensivstationen. Ein anderes Beispiel für äußere Beeinflussungsfaktor ist die Wohnungsnot. Insbesondere in den Großstädten fehlt an bezahlbaren Wohnungen. Daher können die Pflegekräfte oft die Miete nicht leisten oder müssen lange Arbeitswege in Kauf nehmen. Daher beeinflusst auch diesen ökonomischen Faktor die Struktur und innere Umwelt einer Pflegeeinrichtung enorm.

2.1 Organisation – Begriff, Merkmale

„In der BWL wird unter dem Begriff Organisation das formale Regelwerk eines arbeitsteiligen Systems verstanden. D.h. von Organisation spricht man in diesem Zusammenhang, wenn mehrere Personen in einem arbeitsteiligen Prozess mit Kontinuität an einer gemeinsamen Aufgabe infolge eines gemeinsamen Zieles arbeiten".[2]

Eine Organisation wird gezeichnet durch:

- planmäßiger Aufbau, Gliederung
- Gruppe, Verband mit einem bestimmten Zweck
- Gestalten vom Arbeitsprozess

Als Beispiel einer Organisation dient eine stationäre Altenpflegeeinrichtung. Die Einrichtung ist planmäßig aufgebaut. Sie ist durch ein Organigramm gegliedert. Die Einrichtung besteht aus einer Gruppe der Mitarbeiter, die in einem hierarchischen Verhältnis zueinanderstehen. Gemeinsames Ziel der Einrichtung ist die Versorgung und Betreuung kranker und alter Menschen. Damit dieser Prozess ordnungsgemäß abläuft und gewährleistet ist, benötigt man gewisser Regeln, also es findet die Gestaltung dieses Prozesses statt.

---

[1] https://www.aerzteblatt.de/archiv/196987/Pflegekraeftemangel-Ein-wirklich-grosses-Thema, Zugriff am 20.10.2019
[2] https://wirtschaftslexikon.gabler.de/definition/organisation-51971, Zugriff am 20.10.2019

Eine Organisation ist ein soziales und zielgerichtetes System, dessen Elemente Menschen und/oder Sachen sind. Die Organisation, als System hat folgende Merkmale:

- Struktur – geordneten Beziehungen zwischen den Elementen, in diesem Falle der Mitarbeitenden. Organigramm dient als Instrument der Struktur
- Kooperation – Zusammenarbeit: Arbeitssynthese
- Kommunikation – Informationsaustausch

2.2 Aufbau- und Ablauforganisation

Die Aufbauorganisation ist sozusagen die Struktur des Unternehmens. Aufbauorganisation einer Seniorenpflegeeinrichtung besteht aus verschiedenen Sparten:

Ziele, Leitbild	Unternehmensleitbild
	Pflegeleitbild
	Hauswirtschaftsleitbild
Arbeitspläne, Arbeitsziele	Grundsätze u. Ziele der Pflege
	Inhalt der Pflegeleistung/ Rahmenvertrag
	Grundsätze zur Qualität und Qualitätssicherung
	anerkannte Pflegetheorie, z.B. fördernde Prozesspflege nach Krohwinkel
	Konzept, Expertenstandards
	Pflegebedürftigkeits - und Begutachtungsrichtlinien
	landesrechtliche heimgesetzliche Regelungen, Wohn- und Betreuungsvertrag
Finanzielle und wirtschaftliche Rahmenbedingungen	
	Versorgungsvertrag mit der Pflegekasse
	Leistungsgerechte Entgelte u. Pflegesätze
	notwendige und wirtschaftliche Leistung
	Personalbemessung
Betriebliche Gliederung	Organigramm, Abteilungen, Bereiche
	Aufgaben, Kompetenzen, Verantwortung, Stellenbeschreibungen
Kooperation / Kommunikation	Kommunikations - u. Informationsstrukturen
	Zusammenarbeit mit Öffentlichkeitsgremien, wie Seniorenbeiräte, Netzwerken,

Gesellschaften (Deutsche Alzheimer
Gesellschaft e.V.)

Interne Kunden-/ Lieferantenverhältnis[3]

Die Ablauforganisation regelt Prozesse, sie wirkt daher entscheidend auf die Qualitätsebene der Prozessqualität aus.

Dienstleistungsangebote	Leistungsbeschreibungen der Pflege, der Unterkunft und Verpflegung, Zusatzleistungen
Arbeitspläne, Arbeitsziele	Rahmenablaufplan Früh-, Spät- und Nachtdienst
	Qualitätsstandards, Evaluation, Pflegemaßnahmenplanung, Pflegevisite, Pflegedokumentation
Personalmanagement	Stellenbeschreibung, Dienstpläne, Einsatzpläne, Urlaubspläne, Beurteilungen, Personalbemessungen
Haushaltsrahmen	Budgets: Personalkosten, Sachkosten, Investitionsplan, Kosten- und Leistungsrechnung
Kooperation, Kommunikation	Dienstanweisungen, Dienstbesprechungen: tägliche, z.B. Blitzrunden, Übergaben; wöchentliche: Jour fix mit Bereichs- und Wohnbereichsleiter, Festausschusssitzungen, Arbeitssicherheitssitzungen, Qualitätszirkel

Aufbau- und Ablauforganisation wirken sich gleichermaßen auf die Qualitätsebene der Ergebnisqualität aus.[4]

3. Aufgabesynthese

Die Arbeitssynthese entsteht im Folgenden: Zuerst werden die Gesamtaufgaben eines Betriebs in Teilaufgaben zerlegt, wie Grundpflege, Behandlungspflege, Dokumentieren etc. Diese Teilaufgaben werden in einzelne Schritte aufgeteilt. Z.B. Bei der Behandlungspflege können es folgende Aufgaben sein:

---

[3] URL: http://bsimgx.schluetersche.de/upload6384870900578920400.pdf

[4] Müller, Herbert. *Arbeitsorganisation in der Altenpflege : Ein Beitrag zur Qualitätsentwicklung und -sicherung*, Schlütersche Verlagsgesellschaft, 2014. ProQuest Ebook Central, https://ebookcentral.proquest.com/lib/hoeher-akademie/detail.action?docID=1913387.

- Bewohner begrüßen
- Ihn über die Behandlungspflege, z.B. Kompressionsverband anlegen informieren
- Utensilien, wie Handschuhe, Kompressionsverbandsmaterial herrichten etc.

Die einzelnen Elemente werden nun zu sinnvollen Arbeitsschritten zusammengefügt (Arbeitssynthese), wodurch die Prozesse entstehen. Ziel der Aufgabensynthese ist es, die durch die Aufgabenanalyse ermittelten Teilaufgaben so zu kombinieren, dass daraus arbeitsteilige Einheiten, Abteilungen und Stellen entstehen.[5]

3.1 Organigramm

Das Ergebnis der Aufgabensynthese ist der Stellenplan der Unternehmung, der als Organisationsschaubild (oder Organigramm) graphisch dargestellt wird.

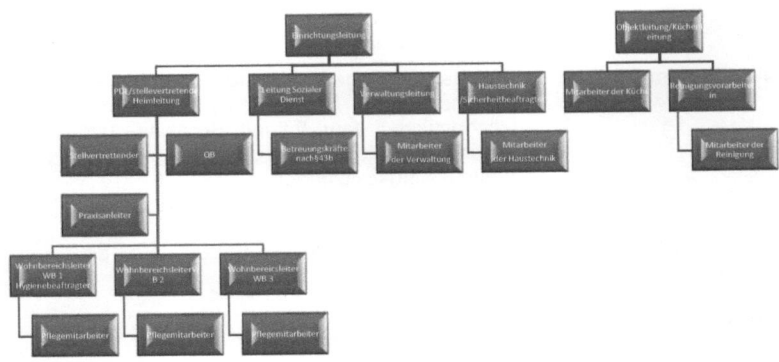

Abbildung 1: Organigramm
Quelle: Eigene Darstellung // Große Ansicht am Ende der Arbeit

Auch in unserer Seniorenpflegeeinrichtung ist die Organisation hierarchisch geordnet. An oberste Stelle ist die Einrichtungsleitung. Ihr unterstellt sind die PDL, Leitung sozialer Betreuung, Verwaltungsleitung und Haustechnik. Der PDL sind ein stellvertretender Pflegedienstleiter, ein Praxisanleiter und hauseigener Qualitätsbeauftragter unterstellt. Darunter sind die

---

[5] http://www.newbooks-services.de/MediaFiles/Texts/4/9783170205864_Excerpt_001.pdf, Zugriff am 23.10.19

Wohnbereichsleiter. Noch eine Stufe tiefer sind die Pflegemitarbeiter. Die Küche und Reinigung sind ausgegliedert in eine Servicegesellschaft. Der Objektleiter ist gleichzeitig der Küchenleiter. Ihm unterstellt sind die Mitarbeiter der Küche und Reinigung.

3.2 Das Leitbild

Ein Leitbild eines Unternehmens beschreibt die Philosophie und Grundprinzipien.[6] Sie will die Mitarbeiter, Kunden und die Öffentlichkeit erreichen. Das Leitbild gibt antworten auf die Fragen:

Wofür steht das Unternehmen?

Welche Zeile hat das Unternehmen?

Wie möchte das Unternehmen diese Ziele erreichen?

Insbesondere im Gesundheitswesen ist oft schwierig ein authentisches Leitbild zu entdecken, da die Ziele der Gesundheitsversorgung überall gleich sind. Damit ein Leitbild nachhaltig wirkt, braucht es eine langfristig orientierte Umsetzungsstrategie. Die Konzentration auf wenige Schwerpunkte erleichtert die Umsetzung. Führungskräfte, in diesem Fall die Einrichtungsleiter, spielen beim Umsetzungsprozess eine besondere Rolle. Werte und Grundsätze können in Instrumente wie Anreizsysteme, Zielvereinbarungen und Auswahlverfahren integriert werden. So kann das Verhalten belohnt werden, das der gewünschten Kultur entspricht, und abweichendes Verhalten kann sanktioniert werden.

Ein Leitbild richtet Schaden an, wenn Mitarbeiter und Kunden das Leitbild nicht mit dem Unternehmen identifizieren können. Ihre Erwartungen werden enttäuscht und ihre Frustration kann sich in Zynismus gegenüber dem Leitbild und schließlich dem Unternehmen zeigen. Mitarbeiter werden auch enttäuscht, wenn ein bestehendes Leitbild in die Jahre gekommen ist und nicht an die Entwicklungen angepasst wurde. Das Leitbild stimmt dann nicht mehr mit dem Unternehmen und der Geschäftsstrategie überein und die Mitarbeiter halten es für unglaubwürdig[7].

4. Delegation

In der Altenpflege kennt man der Begriff der Delegation in der zweierlei Hinsicht. Zum einen ist es das Delegieren der ärztlichen Anordnungen an das Pflegepersonal. Zum anderen gehört die Delegation als Führungsaufgabe zu einem Instrument der Führung.

---

[6] : https://www.business-wissen.de/artikel/unternehmensleitbild-leitbild-entwickeln-und-umsetzen/, Zugriff am 27.10.19
[7] https://glaubwuerdigkeitsprinzip.de/wenn-leitbilder-unglaubwuerdig-machen/Zugriff am 27.10.19

4.1 Begriff und Bedeutung

„Delegation ist die Übertragen von Aufgaben von einer höheren Unternehmensinstanz (zum Beispiel Betriebsleiter) an eine unterstellte Unternehmensinstanz (zum Beispiel Abteilungsleiter)".[8]

4.2 Delegation im ärztlichen Sinne

„Delegation ist innerhalb der Zusammenarbeit zwischen Medizin und Krankenpflege ein rechtliches Konzept der Arbeitsteilung durch Übertragung von Arbeitsaufgaben des Arztes bzw. der Ärztin an professionelle Pflegekräfte bzw. vorwiegend Fachpflegekräfte".[9]

In einer stationären Seniorenpflegeeinrichtung besteht keine vertragliche Bindung zwischen dem Arzt und dem Pflegepersonal. Daraus ergibt sich, dass der Arzt die Tätigkeiten z.B. Insulingabe an das Pflegepersonal delegiert. Führt die examinierte oder nichtexaminierte Pflegekraft diese Tätigkeit aus, so übernimmt sie die Durchführungsverantwortung= Handlungsverantwortung und ist somit haftbar. Die Pflegekraft hat deshalb das Recht, diese Tätigkeiten abzulehnen, insbesondere dann, wenn sich die Pflegekraft mit der Durchführung der Tätigkeit überfordert fühlt. Berechtigte Weigerungen dürfen keine arbeitsrechtlichen Nachteile für den Mitarbeiter zur Folge haben. Bei Notfällen besteht kein Weigerungsrecht.

Es wird allerdings davon ausgegangen, dass je nach beruflicher Qualifikation des Mitarbeiters, gewisse grundlegende Kenntnisse und Fertigkeiten vorhanden sind, da dieser Bestandteil der z.B. Altenpflegeausbildung ist. Das heißt, die Pflegekraft kann sich nicht grundsätzlich weigern, diese Tätigkeiten abzulehnen. Also die Pflegekraft übernimmt automatisch die Durchführungsverantwortung, wenn sie ärztlich delegierte Tätigkeiten ausführt und ist dadurch rechtlich zur Verantwortung zu ziehen, ebenso für unterlassene Hilfeleistungen. Der Arzt, aber auch der Heimträger (in der erster Linie Einrichtungsleitung) sind verantwortlich zur Überprüfung der Qualifikation der Pflegekraft. Sie sind ebenfalls haftbar zu machen für eventuelle Schäden oder Körperverletzungen, die der Bewohner erleidet, wenn nachgewiesen werden kann, dass sich die beiden Parteien nicht über die ausreichende Qualifikation des Mitarbeiters überzeugt haben, und die Tätigkeit trotzdem delegiert haben. Dabei helfen die Befähigungsnachweise.[10]

Beispiel: Das Unternehmen delegiert bestimmte Aufgaben und/oder Verantwortung an einen Mitarbeiter, der hierfür nicht geeignet oder qualifiziert ist. Die Insulingabe wurde an eine Auszubildende im 1. Lehrjahr weiterdelegiert. Die Azubine hat das Thema noch nicht im Curriculum gehabt,

---

[8] https://www.onpulson.de/lexikon/delegation/, Zugriff am 03.11.19
[9] https://flexikon.doccheck.com/de/Delegation Zugriff am 03.11.19
[10] http://www.altenpflege-online.net/Infopool/Fachforen/Fachforum-Pflege/Pflege-Uebernahmeverantwortung-bei-der-Behandlungspflege-in-stationaeren-Pflegeeinrichtungen, zugriff am 30.09.2019

sie wurde von der Praxisanleitung im Betrieb nicht unterrichtet. Das Unternehmen trifft hier ein eigenes Verschulden, da es bei der Auswahl des Mitarbeiters einen Fehler gemacht hat.

4.3 Führungsdelegation

In der Wirtschaft kennt man das Delegationsprinzip als Führungsaufgaben. In der Praxis bedeutet es, dass die Führungskraft einzelnen Mitarbeiter, weitere Führungsebenen, Teammitglieder oder Projektmitglieder mit konkret benannten Aufgaben betraut. Innerhalb zuvor definierter Grenzen wird die vollständige Bearbeitung einer Aufgabe übertragen. Der einzelnen Mitarbeiter kann selbst festlegen, wie er die Aufgabe umsetzt. Die Gesamtverantwortung liegt jedoch am Delegierenden, unterstützt durch Betrauten. Durch die Delegierenden erfolgten die Beobachtung und Kontrolle.

4.4 Delegationsfähigkeit

Nicht jede Aufgabe ist delegierbar – darauf muss geachtet werden.
Nicht-delegierbare Führungsaufgaben sind:
- Ziele setzen
- Ergebnisse kontrollieren
- Führung und Motivation der Mitarbeiter
- Aufgaben mit hohem Risiko-Anteil
- Vertrauliche Aufgaben
Delegierbare Aufgaben sind:
- Sachbezogene Aufgaben
- Mitarbeiterbezogene Aufgaben

4.5 Harzburger Modell

Grundlage der Management-Methode „Management by Delegation" ist das sogenannte Harzburger Modell aus dem Jahre 1962. Dieses Modell wirkte überwiegend bis in die späten 80er Jahre und gilt mittlerweile als überholt. Die Grundlagen sind dabei wie folgt definiert:

- Führung durch Delegation von Aufgaben und Verantwortung beinhaltet eine klare, transparente und möglichst standardisierte Festlegung von Delegationsbereichen

- Der Vorgesetze übernimmt weiterhin die Führungsverantwortung, der Mitarbeiter erhält die Handlungsverantwortung, die sich auf die Sachaufgaben bezieht, daher wird die Verantwortung wird geteilt

- Entscheidungs-, Weisungs- und Verantwortungsdelegation vollzieht sich durch: Festhalten der Aufgaben- und Kompetenzbereiche in Stellenbeschreibungen (sogenannte „Allgemeine Führungsanweisungen")

- Ein einheitlicher Führungsstil und die Möglichkeit optimaler Kontrolle, um die Leistungssteigerung zu erhalten

Die Vorteile dieses Delegationsstils scheinen durchaus attraktiv:

- Hohe Transparenz der Handlungs- und Aufgabenbereiche
- Die Ziele und Anweisungen sind klar definiert
- geschlossenes System von Führungsanweisungen und -mitteln
- die Selbstständigkeit und Selbstentfaltung der Mitarbeiter werden gefördert
- Das System ist für die Mitarbeiter leicht verständlich

Tatsächlich aber überwiegen **die Nachteile:**

- Möglichkeit der unfairen Delegation (delegieren unbeliebter und risikobehafteter Aufgaben)
- Missbrauch als Machtinstrument durch subjektive Manipulation des Delegierenden
- Fehleinschätzung der zu delegierenden Aufgaben hinsichtlich der Mitarbeiterqualifikation
- In der Praxis ggf. schwer umsetzbar durch Machtgedanken der Führungsebene
- Sehr statisch und bürokratisch
- Führung wird auf eine Kommunikationsbeziehung reduziert

Meiner Meinung nach, bestehen diese Nachteile auch bei den anderen, aktuell ausgeführten Modellen der Delegation. Selbstverständlich kommt bei der Delegation auf den Führungsstil der Vorgesetzen an, auf seine Reflexionsfähigkeit und das Können der Mitarbeiter. Ich persönlich schätze an diesem Modell die Klarheit und abgegrenzten Strukturen, wie z.B. Stellenbeschreibungen.[11]

4.6 Die 5W-Methode des Delegierens

Die Formel des 5W- Methode lautet: „Wer soll was bis wann, warum und wie erledigen". Ich erläutere diese Methode anhand der folgenden Situation:

Beispiel: Die Einrichtungsleitung möchte das Stammpersonal des Hauses aufbauen. Dafür hat sie mehrere Auszubildenden, sowohl für 3- jährige Ausbildung als auch für 1-Jährige. Um die Auszubildenden zu betreuen, ist ein Praxisanleiter nötig. Die Praxisanleiter sind das Bindeglied zwischen Pflegeschule und Arbeitsplatz, sie stehen in Kontakt mit den Lehrern für Pflegeberufe und dem Arbeitgeber und wohnen der Abschlussprüfung der Auszubildenden als Fachprüfer bei. Ihre pädagogischen Kenntnisse nutzen sie übrigens nicht nur, um Auszubildende fachlich zu begleiten, sondern häufig auch für die Einarbeitung von neuen Mitarbeitern im Allgemeinen. Es gibt zwei Möglichkeiten: die Erste - Suche nach einem geeigneten Bewerber durch eine Stellenausschreibung. Die zweite Möglichkeit wäre, eine erfahrene Pflegefachkraft aus dem Stammpersonal für die diese Aufgabe zu gewinnen.

---

[11] https://www.leadion.de/2007/05/23/das-harzburger-modell/

1W – Person – Wer soll die Aufgabe übernehmen?

- Wer an wen delegiert die Aufgaben? Die PDL delegiert die Aufgaben an einer/eine Praxisanleiter/in

- Welche Person soll die Aufgabe übernehmen? Eine Pflegefachkraft mit Erfahrung und entsprechenden Fähigkeiten.

- Welche Person ist am besten geeignet, die Aufgabe zu erledigen? Gibt es mehrere Personen, die für die Aufgabe des Praxisanleiters geeignet sind? Muss eine Auswahl getroffen werden?

- Wer soll bei der Ausführung mithelfen? Hier können die Pflegedienstleiter und Wohnbereichsleiter zu dem Rat gezogen werden.

2W – Aufgabe – Was soll genau getan werden?

- Welches Ziel wird exakt angestrebt? Betreuung und praktische Anleitung des Auszubildenden

- Welche Abweichungen können akzeptiert werden (Spielraum)? An dieser Stelle nutzen viele Häuser folgende Lösung: der Praxisanleiter ist nicht für die Aufgabe freigestellt, sondern arbeitet anteilig in der Pflege.

- Welche Risiken und Schwierigkeiten sind zu erwarten? Ist die dafür ausgewählter Person geeignet? Wie bei jeder personellen Entscheidung gibt es Risiko, dass die Person die Aufgaben nicht bewältigen kann.

- Wann ist die Aufgabe „fertig"? Die Aufgabe bezieht sich auf die mehrjährige Begleitung und Betreuung der Auszubildenden. Sie ist nicht zeitig begrenzt.

3W – Zeit – Wann soll es erledigt sein?

- Wann muss mit der Aufgabe begonnen werden? Für die Bewältigung dieser Aufgaben benötigt man eine Vorlaufzeit

- Wann soll die Aufgabe abgeschlossen sein? Die Aufgabe bezieht sich auf die mehrjährige Begleitung und Betreuung der Auszubildenden

- Gibt es Milestones? Der Prozess richtet sich nach einem Schul- und Ausbildungsplan. In diesem Sinne können es die Zwischenprüfungen sein.

- Wann soll über Zwischenergebnisse informiert werden (entweder zeitlich oder nach Aufgabenfortschritt)? Zwischenergebnisse in diesem Fall sind Zwischenprüfungen der Auszubildenden, Besuche von den Schullehrern etc.

4W – Grund – Warum soll es getan werden?

- Welchem Zweck und Sinn dient die Aufgabe? Die Ausbildung das eigene Stammpersonal und Pflegekräfte ist eine der bedeutendsten Aufgaben der Führung einer Altenpflegeeinrichtung. Ein Projekt der Praxisanleitung ist daher eine sinnvolle Investition in die Zukunft der Einrichtung.

- Was hat der Mitarbeiter/Führungskraft/Kunde, bzw. Bewohner davon, wenn die Aufgabe erledigt wurde?
    o Die Gewinnung des neuen Stammpersonals durch Förderung
    o Bindung der vorhandenen Mitarbeiter ans Unternehmen
    o Wertschätzung gegenüber den Mitarbeitern, bzw. Auszubildenden
    o Die Fluktuation der Mitarbeiter sinkt
    o Die Bewohner und Angehörige schätzen sehr, dass die Mitarbeiter im Haus bleiben. Daher die Ansprechpartner sind bekannt.
- Was ist der Business Value der Aufgabe? Zuerst benötigt man die Investitionen ins Projekt:
    o Arbeitszeit: Mitarbeiter für die Aufgabe des Praxisanleiter finden
    o Weiterbildung des Praxisanleiters finanzieren
    o Evtl. Lohnerhöhung für den Praxisanleiter
- Was passiert, wenn die Aufgabe nicht oder ggf. nur unvollständig erledigt wird?
    o Die Mitarbeitergespräche müssen geführt werden
    o Neue Ziele müssen vereinbart werden
    o Kontrolltermine festsetzen
    o Die Stelle evtl. neubesetzen

5W – Art & Mittel – Wie soll es getan werden?
- Welche Kosten dürfen entstehen (Budget)? Siehe oben
- Gibt es Richtlinien oder Gesetze die zu beachten sind? Der Gesetzgeber schreibt vor, dass die praktische Ausbildung in einer Pflegeeinrichtung durch eine geeignete Fachkraft begleitet werden muss. Diese Aufgabe übernehmen Praxisanleiter.
- Wie soll bei der Ausführung der Aufgabe vorgegangen werden?
    o Suche in eigenen Reihen nach einer geeigneten Person für die Aufgaben der Praxisanleitung
    o Die Qualifikation der Person, pädagogische Fähigkeiten, soziale Einstellungen müssen vorhanden sein.
    o Weiterbildung zur Praxisanleitung muss absolviert werden
- Welche Unterlagen/Daten/Informationen werden zur Lösung der Aufgabe benötigt? Welche (Hilfs-)Mittel sollen eingesetzt werden? Womit muss der Praxisanleiter ausgerüstet sein?
    o Büro/Arbeitsplatz, bzw. Besprechungsräume
    o PC Zugang
    o Zugang zum Dienstplanprogramm
    o Dokumentationsrechte

- Wer ist zu informieren?
  - Die Altenpflegeschulen werden über den Prozess der Anleitung und Betreuung informiert.
  - Die Besuchstermine für die Lehrer werden vereinbart
  - Der Einrichtungsleitung obliegt weiterhin die Gesamtverantwortung für die Einarbeitung und Anlernung neuer Mitarbeiter und Auszubildenden

Delegation ist aber nicht nur Handwerkszeug, sondern auch eine Frage des Vertrauens. Denn nur bei großem Vertrauen ist es möglich, perfekt zu delegieren. Dazu muss aber auch der Delegationsempfänger in der Lage sein.

Beispiel: In unserem Seniorenpflegeheim unterstehen die Mitarbeiter der Betreuung nach §43b einer Pflegedienstleitung. Diese überträgt die Aufgabe der Bereichsleitung an eine Leitung sozialer Dienst. Die Bereichsleitung Sozialer Dienst übernimmt folgende Aufgaben:

- Auswahl der Mitarbeiter für den Betreuungsdienst
- Führung der Vorstellungsgespräche
- Führung der Mitarbeitergespräche
- Dienstplan gestalten und abrechnen
- Organisation des Bereichs Betreuung und Ergotherapie

Die Aufgaben der tatsächlichen Einstellung der Mitarbeiter oder Abmahnungsgespräche bleiben bei der Heimleitung.

4.7 Der Delegationsprozess

Der Prozess der Delegation hat ebenfalls 5 Stufen:

- Stufe 1: **Auswahl** – Zunächst muss geprüft werden, ob sich die Aufgabe überhaupt delegieren lässt und ob es jemanden gibt, an den sie delegierbar ist.
- Stufe 2: **Vorbereitung** – Dies ist das Herzstück des ganzen Prozesses und benötigt daher eine systematische Vorgehensweise. Ich habe bereits diese Phase in der 5 W Methode erwähnt.
- Stufe 3: **Gespräch** – Eine Delegation sollte immer persönlich erfolgen, damit der Delegationsempfänger die Möglichkeit zum Feedback hat. Daher muss ein Gespräch mit Delegationsempfänger vereinbart werden.
- Stufe 4: **Plan** – Es soll einen Aktionsplan für die neue Verantwortung gemacht werden. Der soll von dem Delegationsempfänger erstellt werden. Somit wird die Verantwortung nochmals klar definiert.
- Stufe 5: **Nachfassen** – Die Kontrolltermine für Zwischenergebnisse sollen im Vorfeld vereinbart werden. Auch ein Mitarbeitergespräch

eignet sich gut dazu, die Ziele zu setzen und/oder die erreichten Ziele zu überprüfen.[12]

4.8 Vor- und Nachteile einer Delegation

Wie bei jedem Führungsinstrument gibt es Vor- und Nachteile. Die Vorteile der Aufgabendelegation kann ich im Folgenden beschreiben:

- Führungskräfte gewinnen mehr Zeit für andere Aufgaben
- Aufgaben werden von den Personen erfüllt, die die beste Qualifikation dafür mitbringen
- Wer delegiert, erkennt Prioritäten besser
- Führungskräfte setzen sich mit den Potenzialen ihrer Mitarbeiterinnen und Mitarbeiter intensiver auseinander
- Die Mitarbeiterinnen und Mitarbeiter sind motivierter, wenn sie interessante Aufgaben übertragen bekommen
- Sie können sich besser entwickeln
- Ihre Identifikation mit dem Unternehmen kann sich verbessern
- Nachfolger können leichter eingelernt werden

Die Nachteile der Aufgabendelegation sind:

- Delegieren heißt, Vertrauen und Zeit investieren, um anderen eine Aufgabe zu übertragen, ihnen Freiräume zu geben, diese Aufgabe zu erfüllen und das erwartete Ergebnis abzuliefern
- Die Mitarbeiter besitzen keine entsprechenden Qualifikationen und Fähigkeiten die Aufgaben zu bewältigen
- Am Ende muss das Ergebnis kontrolliert und bewertet werden, das nimmt auch die Zeit in Anspruch
- Es bleibt immer ein Risiko, dass die Aufgabe nicht in dem Maße erfüllt wird, wie die Führungskraft das erwartet hat[13]

5. Führen anhand der Ziele

Das Führen mit Zielvereinbarungen ist ein Führungsinstrument, das in das unternehmerische Qualitätsmanagement gehört. Dies bedeutet, dass die Einrichtungsleitung zunächst als Grundlage einer Zielvereinbarung sich selbst mit einigen Themen beschäftigen muss.[14] Fragen dazu können folgend sein:

- Was sind meine Visionen für meine Einrichtung?
- Was sind meine mittel- und langfristigen Ziele und Strategieplanungen?

---

[12] https://managementdesaster.wordpress.com/2013/12/27/md001-fuhrungsfehler-auf-den-punkt-gebracht/, Zugriff am 03.11.19

[13] https://www.business-wissen.de/hb/aufgabendelegation-was-ist-zu-beachten/, Zugriff am 30.09.2019

[14] https://wawrik-pflege-consulting.de/der-weg-zu-motivierten-mitarbeitern-teil-1/, Zugriff am 09.11.2019

- Kann ich diese klar und kurz einem Bewerber, Mitarbeiter oder Geschäftspartner erklären?
- Gibt es ein gelebtes Leitbild? Kennen meine Mitarbeiter dieses?
- Gibt es eine erkennbare Kommunikationsstruktur zwischen den Führungskräften und Mitarbeitern und einen Beteiligungsprozess?
- Wie werden Entscheidungen getroffen? Wie werden diesen im Haus kommuniziert?
- Sind Entscheidungen und Planungen transparent und allen Mitarbeitern bekannt?
- Gibt es eine bekannte Regelkommunikation? Besprechungen, Übergaben?
- Ist die Kommunikationsfluss von obere Leitungsebene bis untere sichergestellt?

Wenn Visionen, Ziele und Strategieplanungen geklärt und „im Betrieb" verankert sind, in dem z.B. ein Leitbild oder ein „Leitspruch" (Vision) entwickelt worden ist und (neue) Vereinbarungen über eine Regelkommunikation mit Führungskräften und/oder Mitarbeiter/innen getroffen worden sind, sind damit wichtige Grundlagen für das Führen durch Zielvereinbarungen gelegt.

5.1 Zielvereinbarungsgespräch – Definition

„Zielvereinbarungsgespräche werden im Rahmen der Personal- und Organisationsentwicklung eingesetzt. Es handelt sich dabei um ein Vier-Augen-Gespräch zwischen einem Mitarbeiter und dem Vorgesetzten. Das Instrument Zielvereinbarung verbindet betriebliche Ziele mit den Leistungsinteressen jedes einzelnen Mitarbeiters. Dabei werden die Ziele, die Zielerreichung sowie die Messung zusammen erarbeitet und festgelegt." [15]

Ziel ist es, mit dem Instrument die Organisation zu verbessern und dabei gleichzeitig die Potentiale der Mitarbeiter auszuschöpfen und zu fördern.

Bei der Zielvereinbarung werden solche Bereiche bearbeitet, die noch verbessert werden können. Einsatzbereiche sind unter anderem die Vereinbarung von Geschäftszielen, wie etwa das Marketing zu verbessern, die Vereinbarung von Prozesszielen (z.B. die Arbeitsorganisation zu verbessern) oder die Vereinbarung von persönlichen Zielen, wie etwa eine Weiterbildung.

5.2 Grundsätze

Für Zielvereinbarungsgespräche muss ein vertrauensvolles Betriebsklima herrschen. Die Mitarbeiter dürfen keine Angst vor Repressalien durch den

---

[15] https://pqsg.de/seiten/o enpqsg/hintergrund-standard-zievereinbarung.htm, Zugriff am 09.11.19

Arbeitgeber haben. Folgende Grundsätze gelten für ein Zielvereinbarungsgespräch:

- Zielvereinbarungsgespräche finden mindestens einmal jährlich statt.
- Unternehmensleitziele müssen sich auf die konkrete Arbeitsebene beziehen und für den Arbeitsbereich typisch sein. Hier sind einige **Beispiele** dazu:
  - o Beim Zielvereinbarungsgespräch mit PDL wird vereinbart, dass die Inkontinenzmaterial in einem Quartal auf 10 % reduziert werden muss
  - o Beim Zielvereinbarungsgespräch mit WBL wird vereinbart, dass z.B. die Dokumentation in Hinsicht der Risikoeinschätzung verbessert wird.
  - o Beim Zielvereinbarungsgespräch mit einer Betreuungskraft nach §43b wird vereinbart, dass die Wohlfühlberichte für Bewohner mindestens einmal pro Woche geschrieben werden müssen.
- Die Mitarbeiterziele sollen terminiert sein, höchstens für ein Jahr.
- Im Zielvereinbarungsgespräch werden individuelle Entwicklungs- und Fortbildungstermine, wie etwa eine Weiterbildung z.B. zum Wundmanager/Hygienebeauftragten festgelegt.
- Stärken und Schwächen des Mitarbeiters werden gemeinsam herausgearbeitet. Dies könnte anhand der Selbst- und Fremdbewertungsbögen erfolgen. Die Mitarbeiter beurteilen sich selbst, danach werden sie vom Vorgesetzten beurteilt. In einem gemeinsamen Gespräch wird geklärt, wo die Differenz zwischen Beurteilungen besteht. Diese wird geklärt, wie die Schwächen beseitigt und die Stärken gefördert werden können.
- Dies hilft Führungskräften und Mitarbeitenden dabei, Ziele im Sinne der SMART-Kriterien zu definieren, also solche, die **spezifisch, messbar, für beide Seiten akzeptabel, realistisch erreichbar und transparent** im Sinne der übergeordneten Unternehmensstrategie sind.
- Vom QMH wird öfters empfohlen maximal fünf Ziele auszuwählen. Ich persönlich halte es für überzogen, da ich die Mitarbeiter nicht überfordern möchte.
- Es werden nur solche Ziele vereinbart, die der Mitarbeiter auch erreichen oder wenigstens beeinflussen kann. So etwa, wie eine Vereinbarung zur Steigerung der Anzahl der belegten Pflegeplätze für eine Pflegehilfskraft sinnlos.[16]

5.3 Ziele eines Zielvereinbarungsgesprächs

Ein Zielvereinbarungsgespräch hat folgende Ziele:

---

[16] http://edoc.sub.uni-hamburg.de/haw/volltexte/2006/107/pdf/sp_d.pf.06.932.1.pdf, Zugriff am 09.11.2019

- Erhöhung der Mitarbeitermotivation durch die Erweiterung des eigenverantwortlichen Handelns der Mitarbeiter
- Das Einbringen persönlicher Ziele, Vorstellungen und Wünsche führt zu einer stärkeren Bindung und Identifikation mit der Einrichtung und somit einer längeren Verbleibung im Unternehmen
- Die größere Verantwortung der Mitarbeiter führt zu einer Entlastung der Leitungskräfte.
- Verknüpfung individueller Ziele mit den betrieblichen Zielen der Einrichtung

Vorbereitungen für ein Zielvereinbarungsgespräch sind in einem Standard des Online-Pflegemagazins QPSG zusammengefasst:[17]

- Der Mitarbeiter wird frühzeitig, mindestens zwei Wochen vorher, zum Gespräch eingeladen. Das Gespräch ist Bestandteil der Arbeitszeit.
- Der Vorgesetzte nimmt sich ausreichend Zeit für das Gespräch und führt es ohne zeitlichen Druck.
- Das Gespräch findet ohne Störungen von außen statt. Das Telefon wird ggf. umgeleitet.
- Das Gespräch sollte 1,5 Stunden nicht überschreiten. Nur in Ausnahmefällen bei einem zu erwartendem schwierigen Gesprächsverlauf sollte von vornherein eine längere Dauer eingeplant werden.
- Herkunft, Schulbildung und Arbeitserfahrung der Mitarbeiter soll berücksichtigt werden.

Falls schon eine Zielvereinbarung stattgefunden hat, wird mit dem Ergebnisgespräch begonnen. Es findet eine Rückschau auf die vergangene Zielvereinbarung statt. Folgende Fragen sollen erläutert werden:

- Sind die Ziele erreicht? Was ist erreicht, was noch nicht abgeschlossen ist?
- Wie bewertet der Vorgesetzte die Zielerreichung? Wie bewertet der Mitarbeiter die Zielerreichung? Es findet ein Abgleich statt.
- Wo kam es zu Zielabweichungen?
- Was hat das Erreichen der Zeile gefördert, was hat es behindert?
- Die Ergebnisse werden gemeinsam bewertet. Meinungen und Argumente werden erfragt und ausgetauscht.
- Welche Stärken und Schwächen des Mitarbeiters zeigten sich bei der Zielumsetzung?
- Welche Konsequenzen ergeben sich daraus für die neue Zielvereinbarung für die nächste Arbeitsperiode?
- Wie ist die Zusammenarbeit mit Kollegen und Vorgesetzen?

---

[17] https://pqsg.de/seiten/openpqsg/hintergrund-standard-zievereinbarung.htm, Zugriff am 09.11.2019

- Der Mitarbeiter gibt eine Selbsteinschätzung über die Arbeitsbelastung, die Zusammenarbeit mit dem Vorgesetzten und seine Kollegen. Insgesamt wird die Arbeitszufriedenheit/-unzufriedenheit beleuchtet.

5.4 Durchführung von Zielvereinbarungen

Durchführung der neuen Zielvereinbarung möchte ich anhand einer Situation darlegen:

WBL, weiblich, 34 Jahre alt, arbeitet seit 3 Jahren in dieser Position. Es wird das erste Zielvereinbarungsgespräch mit ihr durchgeführt.

Die HL begrüßt die Gesprächspartnerin. Die Zielbeschreibung wird erarbeitet. Die Mitarbeiterin wird zu ihren Zielen befragt. Die WBL schlägt folgendes Ziel: sie möchte die Station mit zusätzlichen Hilfsmitteln, wie z.B. einem Cosychair und einem zusätzlichen Lifter ausstatten.

Der Vorgesetzte legt seine Ziele dar: HL (Heimleitung) erklärt, dass bei der letzte MDK Prüfung in der Dokumentation ihrer Station wurden die Mängel hinsichtlich der Risikoeinschätzung festgestellt. Die Maßnahmenpläne zur Beseitigung wurden von der heimeigenen QB erarbeitet. Diese wurden bereits von der WBL abgearbeitet und in der Dokumentation korrigiert. HL möchte, dass es in der Zukunft nicht mehr geschieht. Die Dokumentation muss immer auf dem aktuellen Stand gehalten werden. Die HL schlägt dieses vor, als Ziel.

Der Vorgesetzte schreitet bei dem Gespräch korrigierend ein, wenn der Mitarbeiter seine Ziele z.B. zu unrealistisch einschätzt. Im Gespräch wird eine Übereinstimmung der Ziele gesucht. Die Ziele werden diskutiert.

Nur auf Vorrat einen Cosychair auf der Station zu haben, findet HL überflüssig und nicht zielführend. Sie wiegt Nutzen gegen Kosten ab: die Anschaffung des Cosychairs versursacht hohe Kosten ohne ersichtliches Nutzen. Falls er wieder benötigt wird, sollte die WBL auf anderen Stationen nachfragen, ob der Cosychair dort im Einsatz ist. Die WBL ist mit der Argumentation der HL einverstanden.

Die WBL erklärt, dass einen zusätzlichen Lifter auf der Station benötigt wird. Sie begründet es, wie folgt: die Anzahl der Bewohner mit hohem pflegerischem Aufwand ist gestiegen. Die Pflegekräfte benötigen Entlastung. Einen Lifter pro Station reicht nicht, die Pflegekräfte müssen auf den Einsatz warten, was zu langen Wartezeiten und Verzögerungen vom Ablauf bei der Grundpflege zu Stoßzeiten am vormittags und abends führt. Die Argumentation der WBL ist einleuchtend. HL ist mit der Argumentation einverstanden. Sie wird es mit PDL Bedarf und Anschaffung des Geräts demnächst besprechen. Die HL sieht es als sachbezogenes Ziel ein. WBL hat keine anderen Vorschläge mehr. Es bleibt bei diesem Ziel. Dieses wird formuliert und diskutiert.

Die Ziele werden festgehalten:

Ziel 1: Die Dokumentation hinsichtlich der Risikoeinschätzung ist sichergestellt. Innerhalb einer Woche nach dem Einzug der Bewohner in die Einrichtung müssen die Risikoeinschätzungen hinsichtlich eines Sturzes, Ernährung, Dekubitus etc. erfolgen und dokumentarisch festgehalten werden. Die Termine zur Evaluierung dieser müssen festgesetzt werden. Die Selbstkontrolle und Verantwortung liegen bei der WBL. Die Heimleitung übernimmt Gesamtverantwortung.

Ziel 2: Anschaffung einen zusätzlichen Lifter für die Station.

Die WBL ist mit den Zielen einverstanden.

Zusammen wird der Zeitraum, in dem die Ziele erreicht werden sollen, festgelegt. Die Verbesserung der Dokumentation fängt ab sofort an. Dafür werden die Schritte erarbeitet.

Es wird geklärt, mit welchem Aufwand das Ziel erreicht werden soll.

- **Sollen weitere Mitarbeiter beteiligt werden?** Ja, an der Zielerreichung arbeiten auch die Pflegefachkräfte, die auf der Station tätig sind.
- **Wie viel Arbeitszeit soll aufgewendet werden?** Pro Woche müssen die Bearbeitungs- und Kontrollzeiten festgelegt werden. WBL schlägt 1 Stunde pro Woche als Kontrolltermin vor. Die HL ist damit einverstanden.
- **Welche Hilfen benötigt der Mitarbeiter dazu?** WBL schlägt vor, dass sie eine Fortbildung für dieses Thema besucht. Die WBL wird eine Fortbildung bei einem trägereigenen Bildungsinstitut aussuchen. Weiterhin werden die hausinternen Fortbildungen und Schulungen für die Mitarbeiter der Station benötigt. HL und WBL einigen sich, dass 2 interne Schulungen für die Mitarbeiter innerhalb der ersten 2 Monate stattfinden müssen. Nachdem die WBL selbst eine Fortbildung erhalten hat, führt sie die Schulungen mit Pflegefachkräften durch.
- **Sind die Ziele für den Mitarbeiter klar und unmissverständlich formuliert?** BWL bejaht dies.
- **Benötigt die Mitarbeiterin Kompetenzen (Entscheidungsbefugnisse) für die Erreichung des Ziels?** Die WBL hat bereits die Kompetenzen. Sie ist den Mitarbeiter auf der Station befugt und hat zudem eine Kontrollfunktion.
- **Gibt es Möglichkeit einer Delegation der Aufgaben?** In Hinsicht der Durchführung der Risikoeinschätzung kann die WBL die Aufgabe an die Fachpflegekraft delegieren. Der Kontrollbefugnis muss bei ihr bleiben.
- Die Wichtigkeit der einzelnen Ziele muss festgelegt werden. Die HL beton die Wichtigkeit der Dokumentation für die FQA und MDK Prüfungen.
- Wenn es notwendig ist, werden die Zwischentermine und Kontrolltermine vereinbart. Die HL sieht die Notwendigkeit der Zwischentermine. Es werden die zusätzliche Zwischentermine einmal im Quartal festgesetzt.

- Je niedriger die Arbeitsreife sind, desto präziser sind die Ziele zu formulieren.
- Da in der heutigen Zeit die hohe Anzahl der Pflegemitarbeiter ein Migrationshintergrund hat, sollte man die Sprachkenntnisse der Mitarbeiter berücksichtigen. Eigene Sprache sollte man daher anpassen. In diesem Fall ist es nicht notwendig, da die WBL sehr gut deutsch spricht.

Am Ende des Gesprächs wird ein Protokoll erstellt und von beiden Parteien einvernehmlich unterschrieben.

Die Zielvereinbarung wird in die Personalakte aufgenommen.

- Sollte kein Einvernehmen im Gespräch erzielt werden, muss dem jeweiligen Gesprächspartner, der nicht einverstanden ist mit dem Ergebnis, die Möglichkeit gegeben werden, eine eigene Stellungnahme abzugeben. Diese wird ebenfalls in die Personalakte aufgenommen.
- Sollten beide Parteien keine Stellungnahme abgeben und kein einvernehmliches Protokoll unterschreiben, so wird dokumentiert, dass ein Gespräch stattgefunden hat

Nachbereitung

- Die Überprüfung der Ziele erfolgt immer zusammen mit dem Mitarbeiter.
- Die Selbstkontrolle durch den Mitarbeiter ist möglich, dadurch erhöht sich die Motivation.
- Die Kontrollen beziehen sich nur allein auf das Ergebnis und nicht auf das Verfahren.
- Die Ergebnisprotokolle sind sowohl für den Mitarbeiter als auch für die Vorgesetzten zugänglich. Das Verfahren sollte transparent sein.
- Nach der Zielerreichung und -kontrolle erfolgt zeitnah für die nächste Periode ein erneutes Zielvereinbarungsgespräch, in dem neue Ziele festgelegt werden.

Die Vorteile von Führen durch Zielvereinbarungen können wie folgt zusammengefasst werden:

- Es besteht die Notwendigkeit zur Entwicklung einer strategischen Unternehmensplanung und strategischen Zielen, die von allen getragen werden
- Es gibt mehr Sicherheit bzgl. künftiger Entwicklungen und Reduzierung von Widersprüchen und Ad-hoc-Planungen
- Es ermöglicht eine Konzentration auf Aufgaben mit hoher Priorität
- Es dient einem Aufbau einer einheitlichen Führungskultur und als Teil somit auch einem besseren Betriebsklima
- Es fördert die Beteiligung von Mitarbeitern als wichtige „Akteure" des Unternehmens
- Es führt zu eigenen Klarheiten über die kurz- mittel- und langfristigen Unternehmensziele

- Es gibt die Chance einer eigenen besseren Beteiligung und Mitwirkung
- Es ermöglicht eine sachliche Lösung von im Alltag entstehenden Konflikten durch die Orientierungsmöglichkeit an gemeinsamen Zielen
- Es verringert (schädliche) Improvisationen und Ad-hoc-Entscheidungen
- Es gibt die Möglichkeit der Delegation von Routineaufgaben auf nachfolgende Teams/ Mitarbeiter
- „Kontrolle" kann sich auf die Überprüfung der Zielerreichung und der Analyse der Abweichung reduzieren, daher die Zeitersparnis für die Führungskräfte
- Es gibt einen Maßstab für eine Überprüfung der Leistung der Mitarbeiter anhand der Zielvereinbarungen[18]

5.5 Vorteile für Mitarbeiter

„Damit die Mitarbeiter weitgehend selbständig die Ziele erreichen können, müssen umfassend über die Ziele informiert sein. Die Möglichkeit zur verantwortlichen Mitwirkung reichert die Arbeit der Mitarbeiter qualitativ an, was ihre Arbeitszufriedenheit steigert und ihr Selbstverständnis fordert".[19]
Insgesamt ergeben sich folgende Vorteile für Mitarbeiter

- Kenntnis und Verständnis für die Unternehmensziele werden gefördert
- Mitwirkungsmöglichkeit der eigenen kreativen Potentiale bei der Zielvereinbarung und dadurch Verwirklichung der individuellen Ziele
- Selbstbestätigung und Selbstentfaltung
- Größere Zufriedenheit und höhere Motivation durch Beteiligung
- Wertschätzung der Position des Mitarbeiters, dadurch mehr Mitverantwortung und Verantwortungsbereitschaft
- Erfolgserlebnisse, wenn die Ziele erreicht werden
- Verwirklichung der individuellen Ziele

5.6 Schwierigkeiten bei der Umsetzung

Die Schwierigkeiten bei der Umsetzung der Zielvereinbarungen für die Führungskräfte können auftreten durch:

- Hohe Fluktuation der Mitarbeiter in der Pflege, daher geringe Beschäftigungszeiten im Unternehmen
- Resignation der Mitarbeiter hinsichtlich der Mitarbeiterführung und Qualitätssicherungsmaßnahmen

---

[18] https://pqsg.de/seiten/openpqsg/hintergrund-standard-zievereinbarung.htm, Zugriff am 10.11.2019

[19] Laufer, Harmut. Motivierend delegieren, kontrollieren, kritisieren. Wie sie Mitarbeiter motivieren, statt frustrieren. Gabal Verlag GmbH, 2017. S.48

- Keine Identifikation der Mitarbeiter mit Unternehmen und seinen unternehmerischen Zielen, z.B. bei den privaten Trägern steht als oberste Ziel: der Gewinn.
- Sprachliche Barriere bei den Mitarbeitern mit Migrationshintergrund und damit verbundene Überforderung
- Messbarkeit der Ziele in der Pflege. Dazu Beispiele aus der Praxis. Einige Ziele in der Pflege sind durchaus messbar, z.B.:
  - o Anzahl der Stürze im Haus minimieren
  - o Kosten für Wäscheverbrauch senken
  - o Kosten von Verbrauch Inkontinenzartikel senken
  - o MDK Note um so viel Pinkte verbessern
  - o Anzahl der Bewohner mit niedrigem BMI senken
  - o Anzahl der Wunden im Haus senken
  - o Ein Mitarbeiter kommt ständig zu spät zur Arbeit. Nach der Auswertung der Verspätungen kann man als Ziel die Minimierung der Anzahl von Verspätungen um 10% setzten
  - o Das Verhalten der Mitarbeiter der Bewohner oder den Kollegen gegenüber kann man nicht messen. Dieses kann man jedoch bewerten und beurteilten. Z.B.: eine Pflegefachkraft vergreift sich ständig im Ton gegenüber den Bewohnern. Es sind einige Beschwerden der Bewohner und Angehörigen über sie eingegangen. Für das Zielvereinbarungsgespräch ist sehr wichtig dieses Verhalten aufgreifen und beurteilen. Als Ziel in einem Zielvereinbarungsgespräch kann man die Anzahl der Beschwerden minimieren zu nehmen.

6. Kritikgespräch als Führungsinstrument

Der Alltag in der Pflege verläuft des Öfteren nicht problemlos. Es gibt unterschiedliche Ursachen dafür. Zum einen, kann es eine schlechte Organisation der Pflegeabläufe sein. Zum anderen, passieren dort wo Menschen arbeiten, auch Fehler. Auf diese Fehler einzugehen, zu bewerten, zu evaluieren und dazu gehörende Gespräche mit den Mitarbeitenden zu führen, ist die Aufgabe einer Einrichtungsleitung.

6.1 Kritikgespräch – Definition

„Ein Kritikgespräch findet zwischen einer Führungskraft und einem Mitarbeiter statt, wenn etwas am Verhalten oder der Leistung des Mitarbeiters zu beanstanden ist. Ziel ist dabei, zu verstehen, welche Ursachen zu dem bemängelten Verhalten geführt haben und die Problematik einer Lösung zuzuführen".[20]

Wichtig im Kritikgespräch ist es stets auf einer sachlichen Ebene zu bleiben. Ein Kritikgespräch soll stets wertschätzend und konstruktiv sein und dem Mitarbeiter somit nicht nur Kritik mitteilen, sondern auch positive Aspekte der

---

[20] https://www.personal-wissen.de/grundlagen-des-personalmanagements/mitarbeiterfuhrung/kritikgesprach/, Zugriff am 10.11.19

Zusammenarbeit. Im Gespräch sollte zunächst der Anlass genau erklärt werden. Der Mitarbeiter muss zur Sache Stellung nehmen können und gegebenenfalls etwas richtigstellen dürfen, das er anders sieht.

Aus persönlicher Erfahrung kenne ich die Themen, die bei den Kritikgesprächen mit Pflegemitarbeitern öfters zur Sprache kommen. Einige Fehlverhalten der Pflegemitarbeiter oder /und Betreuungsassistenten kann man im Folgenden nennen:

- Häufige Verspätungen beim Dienstanfang
- Sich im Ton gegenüber den Bewohnern, Angehörigen und/oder Kollegen vergreifen
- Bewohner mit Gewalt duschen/waschen
- Bewohner ohne sein Einverständnis Haare schneiden
- Nichtbeachtung der Tagesstruktur, z.B. kein Toilettentraining gemacht, Frühstück zu spät verabreicht
- Dokumentation nicht vollständig oder fehlerhaft durchgeführt

Auf der Ebene der WBL können folgende Themen der Gegenstand des Kritikgesprächs sein:

- Das Gesamtbild der Station ist nicht stimmig: die Stationsküche ist schmutzig, die Pflegewägen stehen im Gang etc.
- Die Mitarbeiter sind nicht über das Geschehen im Hause informiert
- Verabreichung falschen oder falsch dosierten Medikamenten
- Die Dokumentation ist nicht vollständig und/oder mangelhaft
- Die Abläufe auf der Station nicht klar definiert

6.2 Leitfaden für ein Kritikgespräch

Vorbereitungen vor dem Gespräch

Vor dem Gespräch soll die Führungskraft das Gespräch terminieren und dem Mitarbeiter mitteilen. Insbesondere bei schwerwiegenden Fällen sollen die Gespräche zeitnah stattfinden. Die Telefone werden umgeleitet. Die Führungskraft sorgt für eine störungsfreie Atmosphäre.

Bevor das Gespräch beginnt, soll die Führungskraft für sich möglichst klar benennen und Sachverhalt belegen können. Dafür helfen die Notizen.

Die Führungskraft überlegt, ob betriebliche Umstände das Fehlverhalten begünstigt/verstärkt haben könnten, z.B. Mitarbeiter wurde schlecht eingearbeitet, Mitarbeiter wurde über notwendige Gegebenheiten nicht informiert.

Die Führungskraft überlegt, ob gesundheitliche oder leistungsmäßige Einschränkungen eine Rolle bei dem Fehlverhalten gespielt haben könnten.

Die Führungskraft überlegt, wie sie reagiert, wenn die Gesprächssituation eskalieren sollte (z. B. das Gespräch zu späterem Zeitpunkt nachholen, ggf. vorschlagen, dass ein Mitglied der betrieblichen Interessenvertretung am Gespräch teilnimmt).

Bei massivem Fehlverhalten sollte die Führungskraft evtl. vorhandene Beweise sichern, z.B. Dienstplan, Abzeichnungen in der Dokumentation, sachdienliche Hinweise von beteiligten Mitarbeitern oder Zeugen festhalten und diese je nach Bedeutung ggf. auch gegenzeichnen lassen. Je nach Situation könnte man ein weiterer Gesprächsteilnehmer, PDL oder WBL dazu einladen.

Vor dem Kritikgespräch und währenddessen hat die Führungskraft zu prüfen, ob der Mitarbeiter in der Lage ist, die an ihn gestellten Anforderungen umzusetzen (Können), ob er dazu motiviert ist (Wollen) und ob er über die korrekte Vorgehensweise vollständig informiert ist (sollen). Dazu muss die Führungskraft am Ende des Gesprächs mit dem Mitarbeiter ein Ziel zu vereinbaren, das seine Verhaltens- und Arbeitsweise betrifft und eventuell auch personalwirtschaftliche Maßnahmen beinhaltet (z. B. Personalentwicklung). Die Zielerreichung sollte nach gegebener Zeit in einem Mitarbeitergespräch überprüft werden.[21]

Situation

Eine langjährige Pflegefachkraft führte die Versorgung einer Bewohnerin mit Demenz durch, ohne sich vorher über Besonderheiten in der Versorgung zu informieren.

Die Bewohnerin erhielt, obwohl sie eine Milchallergie hatte, Kakao, Käsebrötchen und Joghurt zum Frühstück. Kurz danach reagierte sie mit Hautausschlägen und heftiger Luftnot.

Zwei andere Mitarbeiterinnen konnten der Bewohnerin sofort angemessen helfen. Sie betreuten sie intensiv über mehrere Stunden, bis die Symptome verschwanden.

Begrüßung

Ich halte persönlich nichts davon, zu Beginn etwas Positives zu einem anderen Thema anzubringen. Das lenkt nur ab und wird manchmal als Täuschungs- oder Beschwichtigungsmanöver empfunden. Meiner Meinung nach, reicht es aus zu sagen: „Ich freue mich, dass wir Zeit gefunden haben, uns über das Thema zu unterhalten!"

Tatsachenbeschreibung

Hier ist meine Aufgabe sachlich, ohne Untertöne oder anklagende Stimme zu beschreiben, was die Fakten sind. Ich beschreibe das Verhalten, so neutral, so sachlich wie möglich. Z.B.: „Frau Meier, sie haben am 01.10.2019 im Frühdienst einer Bewohnerin, Fr. Müller, beim Frühstück einen Kakao mit Milch, Käsebrötchen und ein Jogurt verabreicht. Fr. Müller hat eine Laktoseintoleranz. Davon hat sie gesundheitlichen Schäden erhalten: Hautausschlag und Luftnot"

---

[21] https://refa.de/service/refa-lexikon/kritikgespraech, Zugriff am 10.11.19

Ich Botschaft

Wenn ich als Führungskraft ein Kritikgespräch durchführe, achte ich darauf, dass ich in der „Ich Botschaft" spreche. Wichtig ist für mich meine Emotionen klar zu benennen und dem Mitarbeiter zu zeigen: „Ich bin verärgert", „Das macht mich wütend!"

Deutungen klären – Ursachen finden

Ich gebe der Mitarbeiterin nun die Gelegenheit zu dem Vorfall sich zu äußern. Indem ich die Fragen stelle, die Antworten der Mitarbeiterin wiederspiegle und hinterfrage, kläre ich, ob meine Deutung richtig war oder, ob es andere Gründe für das Verhalten gibt. Falls ich Verständnis für die Gründe habe, spreche ich es aus. „Ich verstehe das sehr gut, dass es Ihnen unangenehm ist".

Offene Fragen

Offene, erkundende Fragen sind auch zwischendurch ein gutes Mittel, um Augenhöhe herzustellen und um deutlich zu machen, dass ich als Führungskraft an einer guten Lösung interessiert bin. Folgenden Fragen bieten sich für eine gute Lösungsfindung an:

- Wie konnte es passieren?
- Wie sehen Sie das?
- Was wäre für Sie die gute Lösung des Problems?
- Was schlagen Sie vor?
- Was brauchen Sie, um dahin zu kommen?
- Welche Unterstützung wünschen Sie von mir?

Auswirkungen

Ich beschreibe die Auswirkungen, die das Verhalten der Mitarbeiter hat. Hier geht es um die Einordnung in die gesamte Organisation. Ich nehme den Blick weg von dem subjektiven kleinen Kreis „Sie und ich" und lenke sie auf das Gesamtsystem. Ich beschreibe konkret die Auswirkungen auf Bewohner, deren Angehörigen, das Team und die Arbeitsabläufe:

- Die Bewohnerin geriet in eine gefährliche Situation.
- Durch die nötige intensive Betreuung des Bewohners geriet der Tagesablauf in der Einrichtung durcheinander, was sich auf die Pflege und Betreuung der anderen Bewohner auswirkte.
- Die Angehörigen beschwerten sich und es folgten einige unangenehme Gespräche.

Wunsch, Appell für künftiges Verhalten

Ich sage deutlich und ganz klar, wie ich das künftige Verhalten von der Mitarbeiterin vorstelle. Wenn es das erste Mal ist, dass solches Gespräch stattfindet, dann formuliere ich es als Wunsch. *„Ich wünsche mir, dass Sie mehr Aufmerksamkeit und Sorgfalt bei der Versorgung der Bewohner einbringen".* Wenn es ein dringend zu verändernden

Verhalten ist, welches sogar die weitere Zusammenarbeit gefährdet, dann formuliere ich es als Erwartung. *„Ich erwarte, dass Sie...".* Sollte sich um ein schwerwiegendes Verhalten halten, wie Gewalt in der Pflege, Bewohner anschreien etc. formuliere ich meine Haltung dazu: „Ich toleriere dieses Verhalten nicht!". An dieser Stelle nenne ich auch die Konsequenzen, für den Fall, dass sich das Verhalten nicht ändert.

Klare Verabredung

Ich fasse noch einmal zusammen, worauf wir uns geeinigt haben, was genau die nächsten Schritte sind und wann und in welcher Form wir uns wieder zu diesem Thema sprechen. *„Gut, dann halten wir also fest: sie erkundigen sich über die Allergien der Bewohner auf ihrer Station. Sie fragen die WBL, ob bei neueingezogenen Bewohnern die Allergien vorliegen. Sie achten darauf, dass sie diese Informationen stets abrufen und umsetzen können".* Es ist sinnvoll einen Termin für ein Feedbackgespräch einzusetzen.

Danke – Zukunft - Zuversicht

Ich beende das Gespräch mit einem Dank an den Mitarbeiter und drücke Zuversicht aus, dass wir miteinander in dieser Form haben sprechen können und dass wir ein gutes Ergebnis gemeinsam erarbeitet haben.

6.3 Fazit

Mit Kritikgesprächen sorgen die Führungskräfte dafür, dass

- sich die Mitarbeiter entwickeln können
- die Mitarbeiter eine Leitlinie zum Verhalten, Arbeitsmoral und Verantwortung bekommen
- das Fehlverhalten korrigiert wird
- die Arbeit möglichst gleich verteilt ist
- das Team gemeinsam handelt und sich unterstützt
- sich Bewohner und Angehörige wohl fühlen
- es in der Einrichtung eine gute Arbeitsatmosphäre herrscht

„Konstruktiv und verständnisvoll gehandhabt bieten sich der Führungskraft sowohl durch das Delegieren als auch durch das Kritisieren und Kontrollieren sogar wertvolle Chancen zur Mitarbeitermotivierung".[22]

Für mich persönlich ist wichtig, nach den Kritikgesprächen den Mitarbeiter zu zeigen, dass ich nicht nachtragen bin, und dass sie eine Chance bekommen, es besser zu machen, ohne in meiner Ungunst zu fallen.

---

[22] Laufer, Harmut. Motivierend delegieren, kontrollieren, kritisieren. Wie sie Mitarbeiter motivieren statt frustrieren. Gabal Verlag GmbH, 2017. S.10

7. Selbstreflexion „Ich bin eine Führungskraft, was bedeuten dies für mich?"

Seit nun 22 Jahren arbeite ich in der Altenpflege. Angefangen als Pflegehelferin, habe ich mich stets weitergebildet und studiert. Mittlerweile bin ich eine Gerontofachkraft und Leitung Sozialer Dienst in einer Einrichtung der stationären Altenpflege. Als ich meinen Wunsch nach der beruflichen Veränderung meiner Familie und Freunden geäußert habe, sagten mir viele: „Bist du verrückt? In diesen Zeiten, wo man keine Pflegekräfte findet, möchtest du ein Haus leiten?". Die Antwort war stets: „Jetzt erst recht". Selbstverständlich plagen mich manchmal die Gedanken, wie es laufen wird. Es überwiegt jedoch Zuversicht und Freude an den bevorstehenden Aufgaben.

In den letzten Jahren habe ich viele Heimleiter und PDLs kommen und gehen sehen. Viele scheiterten an der Unfähigkeit ausgewogen zu führen oder konnten den Druck der oberen Managementebene nicht standhalten. Im Nachhinein sehe das Scheitern vieler Führungskräfte in der Altenpflege an ungeeignetem Führungsstil, an fehlenden Führungskompetenzen und an den Unfähigkeiten die Fehler einzusehen und zuzugeben. Ich kann sagen, ich habe gelernt, wie man ein Haus nicht leiten sollte.

Während meines Praktikums konnte ich in verschiedene Bereiche der stationären Einrichtung tiefer eintauchen: Verwaltung, PDL und Pflegeüberleitungskraft (Belegungsmanagement), Stellvertretende Heimleitung, hauseigene Qualitätsbeauftragte. Alle klagten über das in den letzten Jahren gestiegenen Arbeitspensum, Verdichtung der Aufgaben, mangelnde Wertschätzung seitens Vorgesetzen. Einerseits stellte ich fest, dass die Besprechungen hätten strukturierter ablaufen können, die Zielaufgaben wurden nicht klar definiert und es fehlte an der Beschreibung der Prozesse. Der Informationsfluss fand nur unzureichend stand. Andererseits gewann ich die Kenntnis über die veränderten Strukturen eines anderen Hauses. In dem, z. B. eine Stelle der stellvertretenden der Einrichtungsleitung geschaffen wurde. Auch interessant war den Alltag des Wohnbereichsleiters einer Gerontostation zu beobachten.

„Warum ich Führungskraft sein möchte?"

Die Führungskraft zu sein bedeuten für mich, nicht nur organisieren, koordinieren und delegieren zu können, sondern auch zu motivieren. Ich möchte Ansprechpartner Nummer Eins für die Bewohner, Angehörige und Mitarbeiter werden, wenn es Probleme gibt. Bevor ich mir der Frage nach dem „Warum" stelle, versuche ich folgende Fragen für mich persönlich zu beantworten.

- Habe ich die Freude an der Organisation von Arbeitsabläufen? Eindeutig ja!

- Habe ich das Talent dazu? Ob ich ein Talent dazu habe, kann ich nicht beantworten, aber ich habe viel in meinem Leben, und insbesondere, in den letzten Monaten gelernt.
- Übernehme ich gerne Verantwortung – und zwar für sich, Ihre Mitarbeiter und deren Leistungen? Eindeutig, ja
- Kann ich gut mit Kollegen und Mitarbeitern umgehen? Meistens ja.
- Kann ich gut Entscheidungen treffen? Ja, ich kann auch unpopuläre Entscheidungen treffen und diese gegenüber den Mitarbeitern vertreten.
- Bin ich in der Lage, mich durchzusetzen? Eindeutig, ja
- Fällt es mir leicht, andere Meinungen zuzulassen? Wichtig ist in dieser Frage für mich, dass die anderen Meinungen ethische und moralische Grenzen nicht überschreiten.
- Wie gut kann ich mit Kritik umgehen? Na ja, es gibt noch Verbesserungspotenzial.
- Bin ich in der Lage, Konflikte auszutragen und zu beheben? Aus langjähriger Erfahrung weiß ich, wie Konflikte zerstörerisch wirken können. Essenziell bei den Konflikten ist, diese nicht auf die lange Bank zu schieben und zeitnah lösen zu versuchen.
- Behalte ich auch in stressigen Situationen die Nerven? Ja, ich versuche in einer stressigen Situation ruhig und ausgewogen zu agieren und zu reagieren.
- Kann ich Teams effektiv zusammenstellen und leiten? Eindeutig, ja.

Als Führungskraft werde ich verschiede Rollen verkörpern: Chef, Organisatorin, Motivator und Vorbild. Dazu gehören die Eigenschaften, die ich ausbauen und weiterentwickeln möchte, wie Delegationsfähigkeit, Zielfokussierung und Bereitschaft, schnelle Entscheidungen zu treffen und Prioritäten zu setzen.

Ob ich tatsächlich bereit für eine Heimleitungsposition bin, kann ich nur nach einiger Zeit praktischer Erfahrungen als Führungsperson beantworten.

8. Literaturverzeichnis:

Felfe, Jorg. *Mitarbeiterbindung.* Hogrefe Verlag. 2008

Laufer, Harmut. *Motivierend delegieren, kontrollieren, kritisieren. Wie sie Mitarbeiter motivieren, statt frustrieren.* Gabal Verlag GmbH, 2017. S.48, S.10

Müller, Herbert. *Arbeitsorganisation in der Altenpflege: Ein Beitrag zur Qualitätsentwicklung und -sicherung,* Schlütersche Verlagsgesellschaft, 2014. ProQuest Ebook Central, https://ebookcentral.proquest.com/lib/hoeher-akademie/detail.action?docID=1913387.

Handbuch Angewandte Psychologie Für Führungskräfte: Führungskompetenz und Führungswissen, edited by Thomas M. Steiger, and Eric Lippmann, Springer, 2013. ProQuest Ebook Central, https://ebookcentral.proquest.com/lib/hoeher-akademie/detail.action?docID=1538623.

Maier, Daniel. *Werteorientierte Mitarbeiterführung: Eine allgemeine Betrachtung mit exkursorischem Fokus auf soziale Dienstleistungsunternehmen,* Diplomica Verlag, 2008. ProQuest Ebook Central, https://ebookcentral.proquest.com/lib/hoeher-akademie/detail.action?docID=612358.

Landes, Miriam, et al. *Meta-Führung: Besonderheiten Bei der Führung Von Führungskräften,* Springer Gabler. in Springer Fachmedien Wiesbaden GmbH, 2015. ProQuest Ebook Central, https://ebookcentral.proquest.com/lib/hoeher-akademie/detail.action?docID=4089111.

Internetquellen:

URL: https://www.aerzteblatt.de/archiv/196987/Pflegekraeftemangel-Ein-wirklich-grosses-Thema

URL: http://www.altenpflege-online.net/Infopool/Fachforen/Fachforum-Pflege/Pflege-Uebernahmeverantwortung-bei-der-Behandlungspflege-in-stationaeren-Pflegeeinrichtungen, zugriff am 30.09.2019

URL: https://www.business-wissen.de/artikel/unternehmensleitbild-leitbild-entwickeln-und-umsetzen/, Zugriff am 27.10.19

URL: http://bsimgx.schluetersche.de/upload6384870900578920400.pdf

URL: http://edoc.sub.uni-hamburg.de/haw/volltexte/2006/107/pdf/sp_d.pf.06.932.1.pdf, Zugriff am 09.11.2019

URL: https://flexikon.doccheck.com/de/Delegation, Zugriff am 03.11.19

URL: https://glaubwuerdigkeitsprinzip.de/wenn-leitbilder-unglaubwuerdig-machen/Zugriff am 27.10.19

URL: https://www.inqa.de/sharedDocs/PDFs/DE/Publikationen/pflege-hh1-zeit-druck.pdf?_blob=publikationeFile, Zugriff am 19.09.2019

URL: https://managementdesaster.wordpress.com/2013/12/27/md001-fuhrungsfehler-auf-den-punkt-gebracht/, Zugriff am 03.11.19

URL: http://www.newbooks-services.de/MediaFiles/Texts/4/9783170205864_Excerpt_001.pdf, Zugriff am 10.11.2019

URL: https://www.personal-wissen.de/grundlagen-des-personalmanagements/mitarbeiterfuhrung/kritikgesprach/, Zugriff am 10.11.19

URL: https://pqsg.de/seiten/openpqsg/hintergrund-standard-zievereinbarung.htm, Zugriff am 09.11.2019

URL: https://refa.de/service/refa-lexikon/kritikgespraech, Zugriff am 10.11.19

URL: https://wirtschaftslexikon.gabler.de/definition/organisation-51971, Zugriff am 20.11.2019

URL: https://wawrik-pflege-consulting.de/der-weg-zu-motivierten-mitarbeitern-teil-1/, Zugriff am 20.11.2019

URL: https://www.personal-wissen.de/grundlagen-des-personalmanagements/mitarbeiterfuhrung/kritikgesprach/, Zugriff am 10.11.19

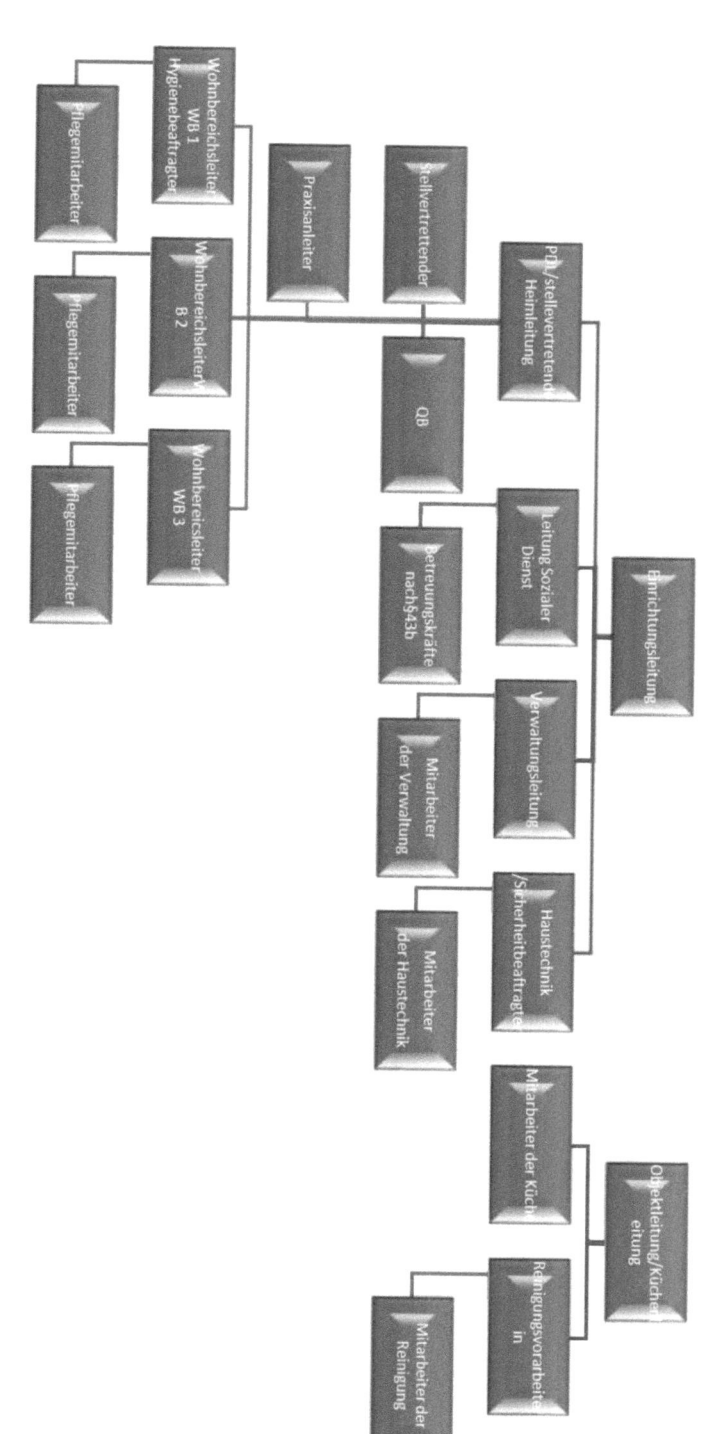

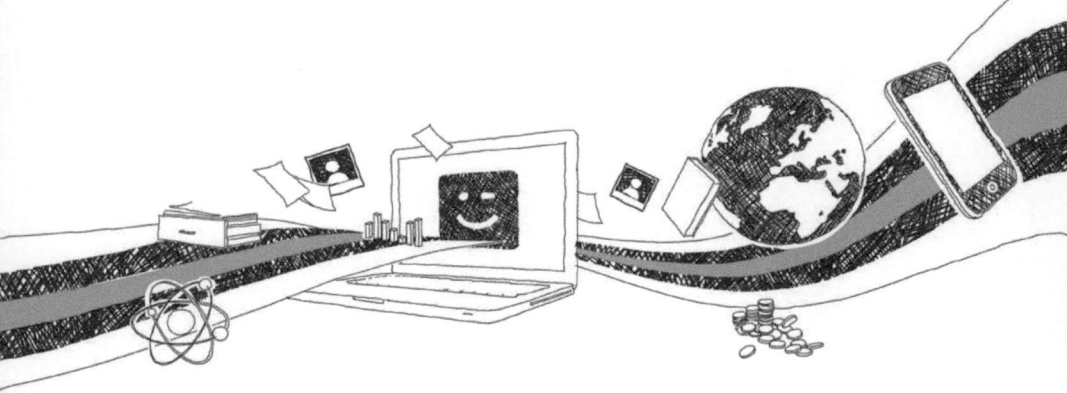
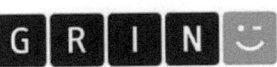